NOTICE CHRONOLOGIQUE

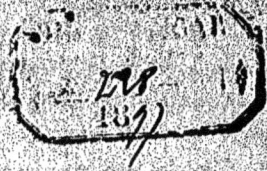

SUR LES

ASILES D'ALIÉNÉS

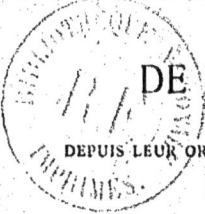

DE LA SEINE-INFÉRIEURE

DEPUIS LEUR ORIGINE JUSQU'À LEUR INSTALLATION À SOTTEVILLE

ET À SAINT-ÉTIENNE-DU-ROUVRAY

Par M. le Docteur DELAPORTE

Directeur-Médecin de l'Asile de Quatre-Mares

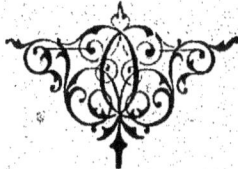

ROUEN

IMPRIMERIE CAGNIARD (LÉON GY, SUCCESSEUR)

rues Jeanne-Darc, 88, et des Basnage, 5

—

1897

NOTICE CHRONOLOGIQUE

SUR LES

ASILES D'ALIÉNÉS

DE LA SEINE-INFÉRIEURE

DEPUIS LEUR ORIGINE JUSQU'À LEUR INSTALLATION À SOTTEVILLE
ET À SAINT-ÉTIENNE-DU-ROUVRAY

Par M. le Docteur DELAPORTE

Directeur-Médecin de l'Asile de Quatre-Mares

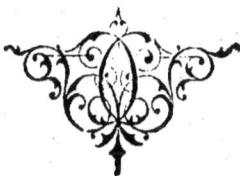

ROUEN

IMPRIMERIE CAGNIARD (LÉON GY, SUCCESSEUR)

rues Jeanne-Darc, 88, et des Basnage, 5

1897

NOTICE CHRONOLOGIQUE

SUR LES

ASILES D'ALIÉNÉS DE LA SEINE-INFÉRIEURE

DEPUIS LEUR ORIGINE JUSQU'A LEUR INSTALLATION A SOTTEVILLE

ET A SAINT-ÉTIENNE-DU-ROUVRAY

Par M. le Docteur DELAPORTE
Directeur-médecin de l'asile de Quatre-Mares.

§ I

Il est bien difficile, d'après le peu de documents que nous possédons, de se faire une idée exacte de ce qu'était, dans notre région, avant le XIXe siècle, l'assistance donnée aux aliénés. L'article 150 de la Coutume de Normandie imposait bien aux parents l'obligation de faire mettre en sûre garde ceux qui étaient troublés d'entendement, pour qu'ils ne pussent causer de dommage à personne, mais il ne disait pas où ils devaient être placés. Quelques-uns étaient assimilés aux prisonniers et mis dans des maisons de force, d'autres un peu moins malheureux étaient renfermés dans des hospices (1) ou dans des maisons religieuses. C'est ainsi que de 1727 à 1792, plusieurs aliénés furent placés comme pensionnaires dans un établissement situé à Rouen et dirigé par les Frères des écoles chrétiennes.

L'emplacement qu'il occupait, faubourg Saint-Sever, avait autrefois fait partie d'un petit fief désigné sous le nom de manoir de Hauteville (2). Il avait appartenu aux religieux de Bonne-Nouvelle, qui le

(1) Lorsqu'ils devaient entrer à l'Hospice-Général de Rouen, le Bureau chargé de l'administration, auquel la requête était adressée, faisait comparaître devant lui les parents de l'aliéné et les forçait à se taxer et à nommer l'un d'eux pour collecteur. Cette cotisation s'étendait à tous les degrés connus de la famille et variait avec la fortune.

(2) Ces détails sont puisés pour la plupart dans l'intéressante notice publiée en 1860 par M. Charles de Beaurepaire sur *les maisons de force de la généralité de Rouen avant 1790.*

vendirent en 1595. Il fut successivement acquis, en peu d'années, par Philippe Desportes, conseiller d'État, abbé de Tiron et de Bonport, par un nommé Pierre Dubuisson, orfèvre de la paroisse Saint-Maclou, et au commencement du xviii° siècle par un maître de la Chambre des comptes de Normandie, Eustache de Saint-Yon, qui lui laissa un nom qui devait devenir célèbre. Ce domaine ne s'appela plus le manoir d'Hauteville, mais prit le nom de clos Saint-Yon, du nom de son propriétaire, et peut-être celui d'une chapelle qu'il y avait fait élever en l'honneur du saint, son patron.

En 1615, cette terre cessa d'appartenir à M. de Saint-Yon : elle passa par plusieurs mains et finalement échut en héritage à Anne de Souvré, veuve du ministre Louvois.

En 1705, l'abbé de La Salle, qui avait fondé à Reims l'institut des Frères de la Doctrine chrétienne (1690), envoya à Rouen, sur la demande de Mgr Colbert, archevêque de Rouen, et de M. Poncarré, premier président, quelques Frères pour y tenir des écoles de charité. Ces Frères s'installèrent dans la maison de Saint-Yon, que Mme de Louvois loua pour six ans à Jean-Baptiste de La Salle (11 juillet 1705). Au bout de peu de temps, ils y établirent un noviciat de leur ordre. Pendant treize ans, ils n'occupèrent Saint-Yon qu'en qualité de locataires, et ce ne fut qu'en 1718 qu'ils l'achetèrent des héritiers de la veuve de Louvois, pour une somme de 20,000 fr. Devenus propriétaires du domaine, ils y bâtirent de leurs propres mains une chapelle qui existe encore aujourd'hui dans les dépendances de l'école normale d'instituteurs, et installèrent à côté de leur noviciat une maison de discipline et de correction.

Par lettres patentes de 1720, cet établissement reçut une existence légale. En 1724, de nouvelles lettres patentes portaient autorisation et confirmation de la maison de Saint-Yon, non seulement pour y former des instituteurs qui devaient être envoyés dans différentes villes du royaume, mais encore pour y tenir des écoles de charité et, ajoutaient les lettres patentes, permettant aux Frères de recevoir des pensionnaires de bonne volonté qui leur seront présentés et les sujets qui leur seront envoyés par ordre du roi ou par ordre du Parlement de Rouen, pour mettre à la correction (1).

La maison de Saint-Yon, ainsi constituée, réunissait dans son enceinte des pensionnaires de catégories bien différentes : des élèves li-

---

(1) Deboutteville et Parchappe. *Notice sur les aliénés de la Seine-Inférieure,* Rouen 1845.

bres qui venaient y chercher l'instruction et l'éducation chrétienne, des jeunes gens dissipés et indociles que les frères étaient chargés de ramener au bien, des personnes renfermées par lettre de cachet, et enfin des aliénés et des épileptiques.

En vertu des lettres patentes qui autorisaient sa fondation, la maison de Saint-Yon était soumise à la surveillance du premier président et du procureur général du Parlement de Normandie.

En 1776, 29 individus étaient détenus pour dérangement d'esprit; 42 pour des motifs qui étaient un secret pour les frères, et parmi ces derniers, ceux dont la détention remontait à quelques années, étaient des aliénés (1).

§ II. — 1792-1820.

La loi du 18 août 1792, qui supprima les institutions monastiques, déposséda les frères de leur maison et la mit à la disposition du département. Pendant le cours de la Révolution, elle fut successivement destinée à servir de prison, d'arsenal, de caserne, de maison de détention pour les prisonniers espagnols, d'hôpital et de dépôt de mendicité. Ce dépôt établi par décret en date de novembre 1810, fut supprimé au mois de janvier 1821 pour être remplacé par l'asile d'aliénés.

Dans les premières années de ce siècle, il n'existait en France qu'un bien petit nombre d'établissements destinés aux fous. Le rapport présenté au roi par le Ministre de l'Intérieur, en novembre 1818, ne mentionne que huit hospices de ce genre : Armentières, Avignon, Bordeaux, Charenton, Lille, Maréville, Marseille et Rennes, renfermaient en tout 1,222 aliénés.

En 1806, il y avait, à l'Hospice général de Rouen, 140 aliénés, dont 40 hommes et garçons et 100 femmes et filles (2). On voit que dès cette époque le nombre des femmes assistées était de beaucoup supérieur à celui des hommes.

Indépendamment des aliénés traités à l'Hospice-Général, dans le quartier appelé « les Petites-Maisons », il y en avait quelques-uns de placés à la maison de Bicêtre. Il n'y en avait que 9 en 1806, mais ce chiffre dut s'élever assez rapidement les années suivantes. Ce fut en effet dans cette maison que fut fait à Rouen un des premiers

(1) Ch. de Beaurepaire. Ouvrage déjà cité.
(2) *Annuaire de la Seine-Inférieure*, 1806.

essais du traitement des aliénés par la suppression des moyens de contention, ainsi que nous l'apprend la dépêche suivante adressée le o septembre 1819 par M. le baron Malouët, préfet de la Seine-Inférieure, à M. le Ministre de l'Intérieur :

« Le nombre des aliénés est assez considérable dans le département de la Seine-Inférieure. Jusqu'à ce jour, ces infortunés ont été admis dans certains hospices, mais on ne s'occupait guère en général de leur administrer les soins curatifs qu'exige leur état, et il faut convenir que la disposition intérieure des établissements s'y serait difficilement prêtée. Aussi étaient-ils condamnés à attendre dans la contrainte, et souvent au milieu des plus dures privations, le terme de leur déplorable existence.

« Il y a quelques années qu'une tentative fut faite pour rendre leur situation moins pénible; on disposa, dans la maison de détention et de correction de cette ville, deux cours ou préaux de forme carrée, et autour desquelles furent pratiquées des loges d'une grandeur convenable. L'une de ces cours est destinée aux hommes atteints d'aliénation mentale, l'autre aux femmes. Ces individus sont laissés toute la journée en pleine liberté, excepté aux intervalles extrêmement rares où leur démence se change en frénésie. On a remarqué que ceux qui avant leur entrée à l'établissement étaient sujets à de fréquents accès de fureur, devenaient en général calmes et tranquilles en peu de temps.

« Presque la moitié des individus qui ont été admis ou traités dans cet hospice ont recouvré la raison. Ces heureux essais devaient inviter à lui donner une plus grande extension; malheureusement les localités s'y opposaient, et on n'a jamais pu renfermer plus de quarante individus de l'un et de l'autre sexe. Frappé des avantages qu'offrirait une institution de ce genre, établie sur une plus grande échelle, j'ai médité depuis mon arrivée dans le département sur les moyens de la créer. »

Cette dépêche, dit Foville, dans son discours de réception à l'Académie des sciences, belles-lettres et arts de Rouen, mérite d'être conservée, car elle établit en quelques lignes le bilan exact de la situation des aliénés dans notre pays au moment où elle a été écrite.

Mais comment pourvoir aux dépenses considérables que devait exiger l'importante création d'une maison exclusivement destinée au traitement de l'aliénation mentale ? Une occasion propice se présenta, et M. de Malouët s'empressa de la saisir. Le Ministre de la Guerre s'était chargé, à partir du 1er décembre 1815, du paiement des frais de nourriture et d'entretien des troupes alliées restées en France après l'invasion. Le département de la Seine-Inférieure se trouva dans la nécessité de faire les avances de ces frais, qui se montèrent à 547,800 francs. La somme ayant été remboursée au département par l'État en mai 1819, M. le Préfet proposa au Conseil général de l'affecter à la création d'un asile d'aliénés. Cette généreuse proposition fut favorablement accueillie et le Conseil prit une délibération dans laquelle il exprima le vœu de convertir en rentes sur l'État un capital de 300,000 francs pour faire un commencement de dotation à l'établissement et d'en consacrer 197,000 pour sa création.

§ III. — 1820-1854.

Le 12 janvier 1820 fut rendue une ordonnance du roi consacrant le vœu émis par le Conseil général. En conséquence, le 1er février il fut fait emploi de 349,628 fr. à l'achat d'une rente de 23,780 fr., 5 pour cent consolidés, qui depuis cette époque fut accrue par l'acquisition effectuée chaque semestre de nouvelles rentes soldées avec les arrérages jusqu'à ce que le montant s'en fut élevé au taux de 29,996 fr. (1). Ces rentes furent aliénées plus tard pour la création de l'asile de Quatre-Mares.

La suppression du dépôt de mendicité, existant encore à Saint-Yon, fut votée par le Conseil général dans sa session de 1820 et fut autorisée par ordonnance royale en date du 6 décembre de la même année.

Rien ne fut négligé pour établir le nouvel hospice dans les conditions les plus avantageuses pour le traitement de la folie. Les plans de restauration des anciens bâtiments et ceux des constructions nouvelles, dressé par l'Architecte du département, M. Joannin, furent soumis au contrôle des hommes les plus compétents. L'Administration supérieure invita Esquirol, dont la grande réputation comme aliéniste avait succédé à celle de Pinel, et Desportes, l'un des fonctionnaires les plus distingués de l'Assistance publique, à se transporter à Rouen pour donner leurs avis. Les plans, rectifiés d'après leurs observations, furent approuvés par le Ministre, et dans le cours de 1821, on put procéder à l'adjudication des travaux.

Le 25 août 1822, jour de la fête de Louis XVIII, M. le baron de Vanssay, qui avait remplacé M. de Malouët le 9 juillet 1820, pro-

1) Deboutteville et Parchappe, ouvrage déjà cité.

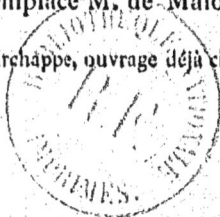

céda avec solennité à la pose de la première pierre des nouvelles constructions. Le procès-verbal de cette cérémonie, à laquelle les autorités
du département et de la ville de Rouen avaient été convoquées, est
conservé dans les archives de l'Asile Saint-Yon.

L'Asile fut créé pour une population de 400 à 450 malades. Il
occupait une superficie d'environ 7 hectares, qui, plus tard, par suite
d'acquisitions de terrains voisins, fut portée à 8 hectares 33 ares.

Les bâtiments anciens disposés autour de deux cours contiguës,
furent consacrés aux services généraux, aux logements des employés
principaux et à de vastes dortoirs pour les aliénés paisibles.

A gauche de ces bâtiments, exactement sur l'emplacement où
étaient les aliénés au xviiie siècle, on construisit deux quartiers pour
les hommes agités ou dangereux qui devaient être maintenus en cellules. A droite, trois quartiers analogues furent établis pour recevoir
les femmes. Chacun de ces quartiers formait un quadrilatère dont
trois côtés étaient composés de bâtiments, et le quatrième, fermé par
une grille en fonte, donnant soit sur les cours, soit sur les jardins de
l'asile.

Un bâtiment spécial, avec jardin, fut destiné aux dames pensionnaires.

Ces différents travaux ne furent terminés qu'en 1830; mais on
n'avait pas attendu jusque-là pour occuper l'Asile.

Il fut ouvert le 11 juillet 1825. Ce jour-là 57 aliénés y entrèrent.

L'ameublement de la maison se fit par le mobilier de l'ancien
dépôt de mendicité, complété par une fourniture considérable qui
passa en adjudication le 3 décembre 1824.

L'établissement fut administré, sous l'autorité du Préfet, par un
directeur-receveur, M. Vidal. C'est en 1828 seulement que fut
nommée une Commission de surveillance. Les sœurs de Saint-Joseph
de Cluny furent chargées de la surveillance des femmes et des différents
services généraux; un infirmier major et des gardiens furent préposés
à la surveillance des hommes.

Le premier médecin en chef de Saint-Yon fut M. Foville. Élève
distingué de la Salpêtrière, il avait été désigné par Esquirol, que
M. de Vanssay avait prié de lui choisir un médecin de talent versé
dans la connaissance des maladies mentales.

En 1830, les fonctions de Directeur et de receveur furent divisées et
la direction fut confiée à M. le Dr Deboutteville, qui, depuis une
année, était entré à Saint-Yon en qualité d'interne.

De 1831 à 1834 il ne se fit à l'Asile d'autre travail important que la création d'une double infirmerie destinée au traitement des maladies accidentelles pour les aliénés des deux sexes.

En 1834, Parchappe, déjà médecin-adjoint de l'Asile, remplaça le docteur Foville qui se retira pour raison de santé.

De 1835 à 1844, d'assez importantes constructions furent exécutées pour rendre l'établissement apte à recevoir une plus nombreuse population et faciliter le classement des malades.

On créa un pensionnat pour les hommes, on agrandit considérablement les différentes quartiers destinés aux indigents des deux sexes, ainsi que le pensionnat des dames, et on trouva le moyen d'établir de nouveaux dortoirs dans les anciens bâtiments.

Ces modifications remédièrent pendant quelque temps à l'encombrement qui s'était déjà fait sentir ; mais la population, loin de rester stationnaire, augmenta dans des proportions qu'on n'avait pu prévoir.

« Avant la loi de 1838, l'Administration départementale, agissant en vertu d'un mouvement spontané dans la distribution des secours aux aliénés, avait pu imposer des limites à sa bienfaisance. C'est ainsi que le nombre des places gratuites avait été fixé par votes successifs du Conseil général d'abord à cent, puis à cent dix, en 1831, et à cent trente en 1835 ; mais la loi de 1838, ayant proclamé le droit de tous les nécessiteux, un plus grand nombre se présenta tout à coup pour profiter des avantages qui leur étaient accordés (1) ».

L'année d'après la fondation de Saint-Yon, la population était de 208 malades ; en 1836, dix ans après, elle atteignait le chiffre de 466, c'est-à-dire celui de la population primitivement prévue.

En 1844, l'asile contenait 640 malades. Ce nombre ne pouvait être dépassé sans de graves inconvénients. Parchappe en avertit l'administration supérieure, en lui demandant de prendre des mesures pour maintenir l'Asile au rang qui lui avait été donné par tant d'efforts et ne pas en faire un hospice d'incurables en augmentant sa population outre mesure.

Tous les moyens de lutter contre l'encombrement : constructions nouvelles, agrandissements et transformations de locaux avaient été épuisés ; vainement chercha-t-on à restreindre le nombre des places occupées par les aliénés des autres départements en renvoyant en 1843 17 aliénés d'Eure-et-Loire et en ne conservant à l'Asile qu'une trentaine de malades du seul département de l'Eure, la situation était devenue intolérable.

(1) Deboutteville et Parchappe, ouvrage déjà cité.

Pendant les premières années de l'Asile, les aliénés, principalement dans la division des hommes, étaient restés dans une oisiveté regrettable. On craignait de mettre dans leurs mains des instruments dont ils auraient pu abuser. Cette crainte bien naturelle était exagérée. En 1830 le travail fut institué comme moyen de traitement et cette innovation donna d'heureux résultats (1). Mais les terrains de Saint-Yon ne pouvaient suffire pour occuper tous les hommes de bonne volonté. Parchappe, estimant que ce serait dans une exploitation rurale que pourraient se trouver réunies les conditions économiques et hygiéniques propres à rendre utile le travail des aliénés, soumit, en 1845, à l'administration, l'idée de créer dans la campagne une colonie de l'Asile destinée aux hommes capables de travailler.

Depuis les résultats obtenus à Paris par Ferrus dans la ferme Sainte-Anne, les essais de ce genre s'étaient multipliés en France, comme à l'étranger, et une exploitation agricole était devenue comme une annexe obligée de tout asile ayant une population considérable. L'idée de Parchappe fut favorablement accueillie, mais elle ne reçut d'exécution que quelques années plus tard.

En 1849, le Conseil général, dans une session extraordinaire du mois de juin, autorisa l'acquisition de 37 hectares de terrain dans la plaine de Sotteville, au lieu dit des Quatre-Mares, pour y établir non plus une colonie mais une succursale, ou, pour mieux dire, un nouvel asile destiné à toute la division des hommes.

Les plans de cet établissement furent dressés par M. Grégoire, architecte en chef du département, sur les indications fournies par les docteurs Debouteville et Parchappe. A ce moment, ce dernier avait quitté l'asile, ayant été appelé en 1848 au poste d'inspecteur général des asiles et remplacé par M. le Dr Mérielle, ancien interne de l'établissement (2).

Commencés en 1850, les travaux de construction furent conduits de manière à permettre de recevoir, dès 1852, un certain nombre d'aliénés travailleurs, puis les quartiers furent successivement

(1) C'est de cette époque que date le paiement du pécule donné aux malades travailleurs : un arrêté de préfecture du 22 mars 1830 leur accorda 10 centimes par jour à titre de gratification.

(2) Au cours de cette même année 1848, l'Administration supérieure, pour se renseigner au sujet de l'organisation à donner au nouvel asile, avait donné à Parchappe la mission de visiter les principaux asiles du Royaume-Uni. C'est à la suite de ce voyage qu'il publia son remarquable ouvrage « sur les principes à suivre dans la fondation et la construction des asiles d'aliénés ».

occupés, et le 1er janvier 1854, les derniers hommes de Saint-Yon furent transférés à Quatre-Mares.

On avait pensé tout d'abord que l'administration des deux asiles pourrait être centralisée à Saint-Yon, entre les mains d'un seul directeur avec deux médecins en chef, l'un pour la division des femmes, l'autre pour la division des hommes ; mais cette organisation fut reconnue défectueuse. Au 1er janvier 1852, l'asile de Quatre-Mares fut complètement séparé de l'asile Saint-Yon, et la direction administrative et médicale en fut confiée à M. le Dr Dumesnil, médecin-directeur de l'asile de Dijon. Toutefois, la Commission de surveillance resta commune aux deux établissements.

Il n'y eut également qu'un seul receveur.

La dépense occasionnée par la création de l'asile de Quatre-Mares fut presque entièrement payée sur l'avoir de Saint-Yon. A cet effet, ce dernier établissement versa, de 1849 à 1854, pour acquisition de terrains, constructions, aménagement et différentes dépenses d'organisation, une somme de 749,286 fr. 97. Cette somme, ainsi que nous l'avons dit plus haut, provenait de la vente des rentes appartenant à Saint-Yon et des bonis réalisés par cet établissement.

§ IV. — 1854-1867.

Après le transfert des hommes à Quatre-Mares, l'asile Saint-Yon put très facilement se prêter à un classement convenable des malades. Deux grands quartiers occupés par les aliénés du régime commun furent consacrés l'un aux femmes agitées, l'autre aux démentes inoffensives et aux entrantes. Le pensionnat des dames où la première et la deuxième classes étaient jusqu'ici réunies, ne servit plus que pour les pensionnaires de première classe ou de classe exceptionnelle, et le pensionnat des hommes fut affecté aux pensionnaires de deuxième classe. D'autres changements encore durent être apportés dans la disposition intérieure des constructions.

Voulant placer l'asile dans les meilleures conditions pour le traitement des maladies mentales, M. le baron Le Roy, préfet du département, chargea, en 1853, une Commission composée de MM. Deboutteville, directeur, Mérielle, médecin en chef ; Desmarest, architecte du département, et Delcourt, chef de division à la Préfecture, d'aller étudier l'organisation des asiles anglais. Le résultat de leurs observations, au triple point de vue architectural, médical et administratif, fut consigné dans un rapport détaillé, rédigé par M. Deboutteville (1).

En 1856, le Dr Morel, médecin en chef de l'asile de Maréville, près Nancy, fut nommé en remplacement du Dr Mériel, décédé. Ce nouveau médecin était déjà connu par ses écrits, notamment par ses *Etudes cliniques sur les maladies mentales* et ses travaux sur *les dégénérescences physiques, intellectuelles et morales*. Il avait visité plusieurs asiles de France et d'Italie, mais il ne connaissait pas les asiles d'Angleterre. Il désirait les visiter et il le désirait surtout pour y étudier les procédés par lesquels les médecins anglais étaient parvenus à ne plus se servir de moyens de coercition dans le traitement des aliénés. Autorisé à faire ce voyage, il partit pour l'Angleterre le 29 septembre 1858 et en revint le 12 octobre.

Il mit à profit ce court séjour pour visiter plusieurs grands asiles d'aliénés, tels que ceux de Bethlam, de Saint-Luke, d'Hanwell, de Derby etc., et il y étudia dans tous ses détails le système du non-restreint, imaginé d'abord à l'asile de Lincoln, par le Dr Gardiner Hill, et propagé avec le plus grand zèle depuis 1839 par le célèbre médecin d'Hanwell, le Dr Conolly.

De retour en France, Morel chercha à faire profiter Saint-Yon des connaissances qu'il avait acquises par ses intéressantes observations. De concert avec M. Deboutteville, et avec le concours de la Commission de surveillance, il réalisa dans l'Asile d'importantes améliorations. On détruisit à peu près tout ce qui restait de cellules, n'en conservant que six pour les malades les plus agitées et dont l'isolement était indispensable. On enleva les massives grilles de fonte qui séparaient les malades des jardins en les remplaçant par de simples treillages; on s'efforça, en un mot, d'ôter de l'asile tout ce qui pouvait lui donner l'aspect d'une prison.

En 1860, Morel publia sous le titre de *le Non-restraint*, le compte rendu de son voyage en Angleterre. Cette publication exerça certainement une influence heureuse sur les idées de beaucoup d'aliénistes français, et contribua à faire diminuer dans notre pays l'emploi de la camisole, des entraves, des fauteuils de force et autres moyens de coercition.

En 1861, M. Deboutteville prit sa retraite et fut remplacé par M. le baron de Lagonde, ancien magistrat.

Le départ des hommes pour Quatre-Mares avait laissé libres plus de deux cent cinquante places : on avait donc pu un moment

---

(1) Deboutteville. — Rapport sur la visite faite aux asiles anglais.

espérer que l'encombrement ne serait plus à craindre. Malheureusement, on ne tarda pas à s'apercevoir du contraire. Dès 1860, Morel,
dans le rapport que nous venons de citer, s'exprimait ainsi : « Nous
sommes arrivés à la limite extrême du chiffre des malades qu'il nous
est possible de traiter dans cet asile; il est de 815 et excède celui des
hommes et des femmes réunis à Saint-Yon en 1852, au moment où
la séparation des sexes allait s'effectuer. »

En 1865, la population, suivant toujours sa marche ascendante,
approchait du chiffre de 900. L'asile était insuffisant pour la contenir.
En même temps que l'on constatait cette insuffisance, on remarquait
aussi que plusieurs des bâtiments anciens exigeraient à bref délai des
réparations onéreuses et ne devraient jamais donner que des résultats
médiocres.

M. le Préfet soumit au Conseil général, dans la session de 1865,
la question de savoir s'il était nécessaire et possible de réparer ou de
reconstruire l'asile Saint-Yon sur les terrains qu'il occupait à Saint-
Sever. Le parti qui lui semblait préférable était celui d'une translation
complète. La dépense que devait entraîner l'adoption d'un pareil
projet étaient très considérable (il s'agissait de quatre millions au
moins), il fut décidé qu'une Commission spéciale examinerait la
question.

Le 31 juillet 1866, cette Commission se réunit à la Préfecture :
MM. les directeurs et médecins des asiles de Quatre-Mares et de
Saint-Yon, ainsi que M. l'architecte du département furent consultés.
Après en avoir délibéré, la Commission fut d'avis que le meilleur
parti à prendre était de transporter l'asile Saint-Yon à côté de l'asile
de Quatre-Mares.

§ V. — 1867-1879.

En 1867, la question fit un grand pas, celui qui sépare la théorie
de la pratique. Le Conseil décida qu'il autorisait le Préfet à provo-
quer la déclaration d'utilité publique pour l'établissement du nouvel
asile; à procéder, soit à l'amiable, soit par voie d'expropriation, à
l'acquisition des terrains dans l'emplacement désigné ; et enfin à préle-
ver les dépenses sur le produit des centimes extraordinaires que la loi
de finances met annuellement à la disposition du Conseil général.

Le Conseil reconnut l'opportunité immédiate de voter une somme à valoir de 100,000 fr. applicable aux expropriations de terrain qu'il convenait de ne pas retarder, mais il jugea à propos d'ajourner l'adoption des plans et devis qui lui furent présentés concernant les constructions à établir.

Cet ajournement fut motivé par la divergence d'idée existant entre le Conseil général et l'autorité supérieure au sujet de l'organisation du personnel administratif et médical de l'Asile.

Le Conseil général avait espéré, grâce à la réunion des deux asiles, réaliser une certaine économie en centralisant les différents services et en réduisant le nombre des fonctionnaires. Il avait pensé que le personnel pour les deux asiles pourrait être ainsi composé (1) :

Un seul directeur-médecin en chef logeant à Quatre-Mares;

Deux médecins-adjoints logeant à Saint-Yon, l'un dans un pavillon séparé, au pensionnat, l'autre dans le bâtiment de l'Administration ;

Un seul économe, habitant le logement de l'économe de Quatre-Mares;

Un seul receveur, habitant une maison particulière dans Saint-Yon;

Un aumônier logeant dans le bâtiment de l'administration de Saint-Yon.

L'Administration supérieure, au contraire, conformément à l'avis de M. l'inspecteur général Rousselin, qui avait été appelé à examiner en détail les projets d'organisation du nouvel asile, estima que les deux établissements devaient conserver une existence indépendante, et que chacun d'eux devait avoir un directeur, un médecin en chef, en un mot tout le personnel nécessaire. Le receveur seul pourrait rester commun aux deux maisons.

En 1868, les plans et devis dont l'adoption avait été ajournée l'année précédente, furent de nouveau présentés au Conseil général. Le projet, énergiquement soutenu par l'autorité supérieure, fut adopté. Le montant du devis s'élevait à 4,579,667 fr. 75. C'était là une bien grosse dépense pour le département. En la votant, le Conseil général de la Seine-Inférieure donna une fois de plus la preuve de sa générosité pour les œuvres de bienfaisance et de l'intérêt qu'il a toujours pris à l'assistance des aliénés.

Afin de hâter le plus possible l'exécution des travaux, M. le Préfet proposa d'affecter, en 1869, un crédit de 282,400 fr. et d'y ajouter

(1) Procès-verbaux des délibérations du Conseil général, 1868, p. 350.

une somme de 118,000 fr. qui serait prélevée sur les fonds particuliers de l'asile. Cette proposition fut adoptée.

En 1866 et 1867, les malades du département de l'Eure qui, jusque-là, avaient été traitées à Saint-Yon, furent transférées à l'asile d'Evreux. Leur départ causa un certain vide, mais ce vide fut presque aussitôt comblé. Il était devenu évident que l'on ne pourrait attendre l'achèvement du nouvel asile pour remédier aux déplorables conditions d'hygiène où l'on se trouverait réduit. On décide donc d'élever une construction reliant ensemble deux des quartiers destinés, l'un aux femmes semi-agitées, l'autre aux gâteuses. On put obtenir ainsi une trentaine de places nouvelles. Ce petit quartier fut désigné sous le nom de Sainte-Rosalie.

En 1870, l'Administration de l'asile voulut organiser, ainsi que l'avaient fait tous les grands établissements de la région, des secours pour les soldats blessés. Le peu d'espace dont on pouvait disposer à cette époque rendait la chose difficile. Cependant, on réussit à installer deux ambulances, l'une de 20 lits dans la salle des délibérations de la Commission de surveillance, l'autre de 60 dans un local voisin, gracieusement mis à la disposition de l'asile par M. Harel, manufacturier à Saint-Sever. Ces ambulances commencèrent à fonctionner dans les premiers jours de septembre pour les blessés de Sedan et de Bazeilles et ne furent fermés que dans les premiers jours de mars 1871. Le service médical en fut fait par l'auteur de cette notice, alors médecin-adjoint de Saint-Yon, assisté des internes de l'asile et des sœurs de la Communauté.

L'année 1873 fut marquée par un deuil : le 30 mars, la mort vint frapper Morel, dont la renommée devenue européenne avait puissamment contribué à donner à Saint-Yon la grande réputation dont il jouissait parmi les asiles de France. M. le Dr Rousselin, ancien inspecteur général des asiles d'aliénés, médecin en chef de la Maison nationale de Charenton, fut nommé en remplacement de M. Morel le 3 avril 1873.

Au mois de septembre de cette même année, l'encombrement atteignit de nouveau ses limites extrêmes. La création du petit quartier Sainte-Rosalie n'avait été qu'un simple palliatif et on était à bout d'expédients pour loger les entrantes. Fort heureusement, deux nouveaux quartiers, destinés aux travailleurs tranquilles, venaient d'être construits à Quatre-Mares. Ce dernier asile ayant la bonne fortune de n'être pas aussi encombré que Saint-Yon, il fut possible de mettre à la disposition des aliénées l'un de ces quartiers qui contenaient chacun près de quatre-vingts places.

Le 1er août 1873, on put donc envoyer à Quatre-Mares une quarantaine de femmes, choisies parmi les démentes tranquilles et incurables. Leur nombre s'éleva progressivement jusqu'à soixante-seize. Ces malades, placées sous la surveillance de trois sœurs détachées de la communauté de Saint-Yon, firent partie de la population de Quatre-Mares jusqu'au 1er août 1879, c'est-à-dire jusqu'au moment où elles purent trouver place dans l'asile qui leur était destiné.

A la fin du mois d'avril 1879, les constructions du nouvel établissement furent complètement achevées. Elles avaient duré dix ans. Le 6 mai, toutes les malades furent transférées de Rouen à Saint-Étienne-du-Rouvray. Le transport du mobilier ne dura pas plus de huit jours. Pour qu'il fût opéré avec toute la célérité possible, on l'avait mis en adjudication.

M. le baron de Lagonde, qui avait succédé à M. Deboutteville, prit sa retraite, et fut remplacé par M. le Dr Rousselin, qui fut chargé des fonctions réunies de directeur et de médecin en chef.

En quittant Rouen, les habitants du vieux Saint-Yon emportèrent avec eux le nom de leur ancienne demeure. Saint-Yon, en effet, depuis longtemps ne s'appliquait plus à un emplacement ou à des constructions ; il personnifiait l'asile lui-même, l'asile avec son administration, son personnel et ses malades. Voilà pourquoi, le nouvel asile des aliénées, bien que situé à Saint-Étienne-du-Rouvray, s'appelle toujours l'asile Saint-Yon.

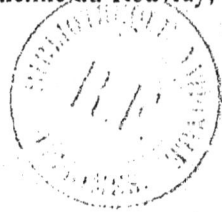